Name

Date of Birth

Address

Doctor

Surgery Address

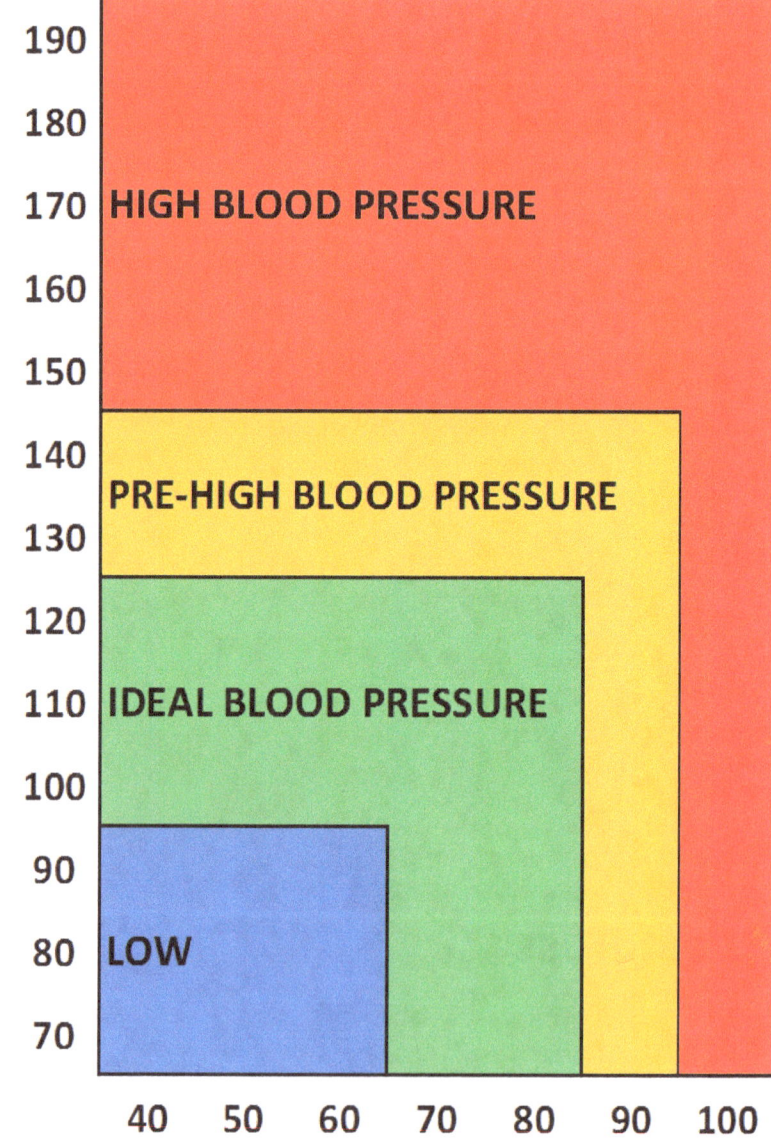

DATE	TIME	SYSTOLIC (TOP NUMBER)	DIASTOLIC (BOTTOM
	AM		
	PM		
	AM		
	PM		
	AM		
	PM		
	AM		
	PM		
	AM		
	PM		
	AM		
	PM		
	AM		
	PM		

NOTES

DATE	TIME	SYSTOLIC (TOP NUMBER)	DIASTOLIC (BOTTOM
	AM		
	PM		
	AM		
	PM		
	AM		
	PM		
	AM		
	PM		
	AM		
	PM		
	AM		
	PM		
	AM		
	PM		

NOTES

DATE	TIME	SYSTOLIC (TOP NUMBER)	DIASTOLIC (BOTTOM
	AM		
	PM		
	AM		
	PM		
	AM		
	PM		
	AM		
	PM		
	AM		
	PM		
	AM		
	PM		
	AM		
	PM		

NOTES

DATE	TIME		SYSTOLIC (TOP NUMBER)	DIASTOLIC (BOTTOM
		AM		
		PM		
		AM		
		PM		
		AM		
		PM		
		AM		
		PM		
		AM		
		PM		
		AM		
		PM		
		AM		
		PM		

NOTES

DATE	TIME		SYSTOLIC (TOP NUMBER)	DIASTOLIC (BOTTOM
		AM		
		PM		
		AM		
		PM		
		AM		
		PM		
		AM		
		PM		
		AM		
		PM		
		AM		
		PM		
		AM		
		PM		

NOTES

DATE	TIME		SYSTOLIC (TOP NUMBER)	DIASTOLIC (BOTTOM
		AM		
		PM		
		AM		
		PM		
		AM		
		PM		
		AM		
		PM		
		AM		
		PM		
		AM		
		PM		
		AM		
		PM		

NOTES

DATE	TIME		SYSTOLIC (TOP NUMBER)	DIASTOLIC (BOTTOM
		AM		
		PM		
		AM		
		PM		
		AM		
		PM		
		AM		
		PM		
		AM		
		PM		
		AM		
		PM		
		AM		
		PM		

NOTES

DATE	TIME	SYSTOLIC (TOP NUMBER)	DIASTOLIC (BOTTOM
	AM		
	PM		
	AM		
	PM		
	AM		
	PM		
	AM		
	PM		
	AM		
	PM		
	AM		
	PM		
	AM		
	PM		

NOTES

DATE	TIME	SYSTOLIC (TOP NUMBER)	DIASTOLIC (BOTTOM
	AM		
	PM		
	AM		
	PM		
	AM		
	PM		
	AM		
	PM		
	AM		
	PM		
	AM		
	PM		
	AM		
	PM		

NOTES

DATE	TIME	SYSTOLIC (TOP NUMBER)	DIASTOLIC (BOTTOM
	AM		
	PM		
	AM		
	PM		
	AM		
	PM		
	AM		
	PM		
	AM		
	PM		
	AM		
	PM		
	AM		
	PM		

NOTES

DATE	TIME	SYSTOLIC (TOP NUMBER)	DIASTOLIC (BOTTOM
	AM		
	PM		
	AM		
	PM		
	AM		
	PM		
	AM		
	PM		
	AM		
	PM		
	AM		
	PM		
	AM		
	PM		

NOTES

DATE	TIME		SYSTOLIC (TOP NUMBER)	DIASTOLIC (BOTTOM
		AM		
		PM		
		AM		
		PM		
		AM		
		PM		
		AM		
		PM		
		AM		
		PM		
		AM		
		PM		
		AM		
		PM		

NOTES

DATE	TIME		SYSTOLIC (TOP NUMBER)	DIASTOLIC (BOTTOM
		AM		
		PM		
		AM		
		PM		
		AM		
		PM		
		AM		
		PM		
		AM		
		PM		
		AM		
		PM		
		AM		
		PM		

NOTES

DATE	TIME		SYSTOLIC (TOP NUMBER)	DIASTOLIC (BOTTOM
		AM		
		PM		
		AM		
		PM		
		AM		
		PM		
		AM		
		PM		
		AM		
		PM		
		AM		
		PM		
		AM		
		PM		

NOTES

DATE	TIME	SYSTOLIC (TOP NUMBER)	DIASTOLIC (BOTTOM
	AM		
	PM		
	AM		
	PM		
	AM		
	PM		
	AM		
	PM		
	AM		
	PM		
	AM		
	PM		
	AM		
	PM		

NOTES

DATE	TIME	SYSTOLIC (TOP NUMBER)	DIASTOLIC (BOTTOM
	AM		
	PM		
	AM		
	PM		
	AM		
	PM		
	AM		
	PM		
	AM		
	PM		
	AM		
	PM		
	AM		
	PM		

NOTES

DATE	TIME	SYSTOLIC (TOP NUMBER)	DIASTOLIC (BOTTOM
	AM		
	PM		
	AM		
	PM		
	AM		
	PM		
	AM		
	PM		
	AM		
	PM		
	AM		
	PM		
	AM		
	PM		

NOTES

DATE	TIME	SYSTOLIC (TOP NUMBER)	DIASTOLIC (BOTTOM
	AM		
	PM		
	AM		
	PM		
	AM		
	PM		
	AM		
	PM		
	AM		
	PM		
	AM		
	PM		
	AM		
	PM		

NOTES

DATE	TIME		SYSTOLIC (TOP NUMBER)	DIASTOLIC (BOTTOM
		AM		
		PM		
		AM		
		PM		
		AM		
		PM		
		AM		
		PM		
		AM		
		PM		
		AM		
		PM		
		AM		
		PM		

NOTES

DATE	TIME	SYSTOLIC (TOP NUMBER)	DIASTOLIC (BOTTOM
	AM		
	PM		
	AM		
	PM		
	AM		
	PM		
	AM		
	PM		
	AM		
	PM		
	AM		
	PM		
	AM		
	PM		

NOTES

DATE	TIME	SYSTOLIC (TOP NUMBER)	DIASTOLIC (BOTTOM
	AM		
	PM		
	AM		
	PM		
	AM		
	PM		
	AM		
	PM		
	AM		
	PM		
	AM		
	PM		
	AM		
	PM		

NOTES

DATE	TIME		SYSTOLIC (TOP NUMBER)	DIASTOLIC (BOTTOM
	AM			
	PM			
	AM			
	PM			
	AM			
	PM			
	AM			
	PM			
	AM			
	PM			
	AM			
	PM			
	AM			
	PM			

NOTES

DATE	TIME	SYSTOLIC (TOP NUMBER)	DIASTOLIC (BOTTOM
	AM		
	PM		
	AM		
	PM		
	AM		
	PM		
	AM		
	PM		
	AM		
	PM		
	AM		
	PM		
	AM		
	PM		

NOTES

DATE	TIME	SYSTOLIC (TOP NUMBER)	DIASTOLIC (BOTTOM
	AM		
	PM		
	AM		
	PM		
	AM		
	PM		
	AM		
	PM		
	AM		
	PM		
	AM		
	PM		
	AM		
	PM		

NOTES

DATE	TIME		SYSTOLIC (TOP NUMBER)	DIASTOLIC (BOTTOM
		AM		
		PM		
		AM		
		PM		
		AM		
		PM		
		AM		
		PM		
		AM		
		PM		
		AM		
		PM		
		AM		
		PM		

NOTES

DATE	TIME		SYSTOLIC (TOP NUMBER)	DIASTOLIC (BOTTOM
		AM		
		PM		
		AM		
		PM		
		AM		
		PM		
		AM		
		PM		
		AM		
		PM		
		AM		
		PM		
		AM		
		PM		

NOTES

DATE	TIME	SYSTOLIC (TOP NUMBER)	DIASTOLIC (BOTTOM
	AM		
	PM		
	AM		
	PM		
	AM		
	PM		
	AM		
	PM		
	AM		
	PM		
	AM		
	PM		
	AM		
	PM		

NOTES

DATE	TIME		SYSTOLIC (TOP NUMBER)	DIASTOLIC (BOTTOM
		AM		
		PM		
		AM		
		PM		
		AM		
		PM		
		AM		
		PM		
		AM		
		PM		
		AM		
		PM		
		AM		
		PM		

NOTES

DATE	TIME	SYSTOLIC (TOP NUMBER)	DIASTOLIC (BOTTOM
	AM		
	PM		
	AM		
	PM		
	AM		
	PM		
	AM		
	PM		
	AM		
	PM		
	AM		
	PM		
	AM		
	PM		

NOTES

DATE	TIME		SYSTOLIC (TOP NUMBER)	DIASTOLIC (BOTTOM
		AM		
		PM		
		AM		
		PM		
		AM		
		PM		
		AM		
		PM		
		AM		
		PM		
		AM		
		PM		
		AM		
		PM		

NOTES

DATE	TIME		SYSTOLIC (TOP NUMBER)	DIASTOLIC (BOTTOM
		AM		
		PM		
		AM		
		PM		
		AM		
		PM		
		AM		
		PM		
		AM		
		PM		
		AM		
		PM		
		AM		
		PM		

NOTES

DATE	TIME	SYSTOLIC (TOP NUMBER)	DIASTOLIC (BOTTOM
	AM		
	PM		
	AM		
	PM		
	AM		
	PM		
	AM		
	PM		
	AM		
	PM		
	AM		
	PM		
	AM		
	PM		

NOTES

DATE	TIME		SYSTOLIC (TOP NUMBER)	DIASTOLIC (BOTTOM
		AM		
		PM		
		AM		
		PM		
		AM		
		PM		
		AM		
		PM		
		AM		
		PM		
		AM		
		PM		
		AM		
		PM		

NOTES

DATE	TIME		SYSTOLIC (TOP NUMBER)	DIASTOLIC (BOTTOM
		AM		
		PM		
		AM		
		PM		
		AM		
		PM		
		AM		
		PM		
		AM		
		PM		
		AM		
		PM		
		AM		
		PM		

NOTES

DATE	TIME	SYSTOLIC (TOP NUMBER)	DIASTOLIC (BOTTOM
	AM		
	PM		
	AM		
	PM		
	AM		
	PM		
	AM		
	PM		
	AM		
	PM		
	AM		
	PM		
	AM		
	PM		

NOTES

DATE	TIME	SYSTOLIC (TOP NUMBER)	DIASTOLIC (BOTTOM
	AM		
	PM		
	AM		
	PM		
	AM		
	PM		
	AM		
	PM		
	AM		
	PM		
	AM		
	PM		
	AM		
	PM		

NOTES

DATE	TIME	SYSTOLIC (TOP NUMBER)	DIASTOLIC (BOTTOM
	AM		
	PM		
	AM		
	PM		
	AM		
	PM		
	AM		
	PM		
	AM		
	PM		
	AM		
	PM		
	AM		
	PM		

NOTES

DATE	TIME	SYSTOLIC (TOP NUMBER)	DIASTOLIC (BOTTOM
	AM		
	PM		
	AM		
	PM		
	AM		
	PM		
	AM		
	PM		
	AM		
	PM		
	AM		
	PM		
	AM		
	PM		

NOTES

DATE	TIME	SYSTOLIC (TOP NUMBER)	DIASTOLIC (BOTTOM
	AM		
	PM		
	AM		
	PM		
	AM		
	PM		
	AM		
	PM		
	AM		
	PM		
	AM		
	PM		
	AM		
	PM		

NOTES

DATE	TIME		SYSTOLIC (TOP NUMBER)	DIASTOLIC (BOTTOM
		AM		
		PM		
		AM		
		PM		
		AM		
		PM		
		AM		
		PM		
		AM		
		PM		
		AM		
		PM		
		AM		
		PM		

NOTES

DATE	TIME		SYSTOLIC (TOP NUMBER)	DIASTOLIC (BOTTOM
		AM		
		PM		
		AM		
		PM		
		AM		
		PM		
		AM		
		PM		
		AM		
		PM		
		AM		
		PM		
		AM		
		PM		

NOTES

DATE	TIME		SYSTOLIC (TOP NUMBER)	DIASTOLIC (BOTTOM
		AM		
		PM		
		AM		
		PM		
		AM		
		PM		
		AM		
		PM		
		AM		
		PM		
		AM		
		PM		
		AM		
		PM		

NOTES

DATE	TIME	SYSTOLIC (TOP NUMBER)	DIASTOLIC (BOTTOM
	AM		
	PM		
	AM		
	PM		
	AM		
	PM		
	AM		
	PM		
	AM		
	PM		
	AM		
	PM		
	AM		
	PM		

NOTES

DATE	TIME		SYSTOLIC (TOP NUMBER)	DIASTOLIC (BOTTOM
		AM		
		PM		
		AM		
		PM		
		AM		
		PM		
		AM		
		PM		
		AM		
		PM		
		AM		
		PM		
		AM		
		PM		

NOTES

DATE	TIME	SYSTOLIC (TOP NUMBER)	DIASTOLIC (BOTTOM
	AM		
	PM		
	AM		
	PM		
	AM		
	PM		
	AM		
	PM		
	AM		
	PM		
	AM		
	PM		
	AM		
	PM		

NOTES

DATE	TIME		SYSTOLIC (TOP NUMBER)	DIASTOLIC (BOTTOM
		AM		
		PM		
		AM		
		PM		
		AM		
		PM		
		AM		
		PM		
		AM		
		PM		
		AM		
		PM		
		AM		
		PM		

NOTES

DATE	TIME	SYSTOLIC (TOP NUMBER)	DIASTOLIC (BOTTOM
	AM		
	PM		
	AM		
	PM		
	AM		
	PM		
	AM		
	PM		
	AM		
	PM		
	AM		
	PM		
	AM		
	PM		

NOTES

DATE	TIME		SYSTOLIC (TOP NUMBER)	DIASTOLIC (BOTTOM
		AM		
		PM		
		AM		
		PM		
		AM		
		PM		
		AM		
		PM		
		AM		
		PM		
		AM		
		PM		
		AM		
		PM		

NOTES

DATE	TIME		SYSTOLIC (TOP NUMBER)	DIASTOLIC (BOTTOM
		AM		
		PM		
		AM		
		PM		
		AM		
		PM		
		AM		
		PM		
		AM		
		PM		
		AM		
		PM		
		AM		
		PM		

NOTES

DATE	TIME	SYSTOLIC (TOP NUMBER)	DIASTOLIC (BOTTOM
	AM		
	PM		
	AM		
	PM		
	AM		
	PM		
	AM		
	PM		
	AM		
	PM		
	AM		
	PM		
	AM		
	PM		

NOTES

DATE	TIME	SYSTOLIC (TOP NUMBER)	DIASTOLIC (BOTTOM
	AM		
	PM		
	AM		
	PM		
	AM		
	PM		
	AM		
	PM		
	AM		
	PM		
	AM		
	PM		
	AM		
	PM		

NOTES

DATE	TIME		SYSTOLIC (TOP NUMBER)	DIASTOLIC (BOTTOM
		AM		
		PM		
		AM		
		PM		
		AM		
		PM		
		AM		
		PM		
		AM		
		PM		
		AM		
		PM		
		AM		
		PM		

NOTES

DATE	TIME	SYSTOLIC (TOP NUMBER)	DIASTOLIC (BOTTOM
	AM		
	PM		
	AM		
	PM		
	AM		
	PM		
	AM		
	PM		
	AM		
	PM		
	AM		
	PM		
	AM		
	PM		

NOTES

DATE	TIME		SYSTOLIC (TOP NUMBER)	DIASTOLIC (BOTTOM
		AM		
		PM		
		AM		
		PM		
		AM		
		PM		
		AM		
		PM		
		AM		
		PM		
		AM		
		PM		
		AM		
		PM		

NOTES

DATE	TIME	SYSTOLIC (TOP NUMBER)	DIASTOLIC (BOTTOM
	AM		
	PM		
	AM		
	PM		
	AM		
	PM		
	AM		
	PM		
	AM		
	PM		
	AM		
	PM		
	AM		
	PM		

NOTES

DATE	TIME		SYSTOLIC (TOP NUMBER)	DIASTOLIC (BOTTOM
		AM		
		PM		
		AM		
		PM		
		AM		
		PM		
		AM		
		PM		
		AM		
		PM		
		AM		
		PM		
		AM		
		PM		

NOTES

DATE	TIME	SYSTOLIC (TOP NUMBER)	DIASTOLIC (BOTTOM
	AM		
	PM		
	AM		
	PM		
	AM		
	PM		
	AM		
	PM		
	AM		
	PM		
	AM		
	PM		
	AM		
	PM		

NOTES

DATE	TIME		SYSTOLIC (TOP NUMBER)	DIASTOLIC (BOTTOM
	AM			
	PM			
	AM			
	PM			
	AM			
	PM			
	AM			
	PM			
	AM			
	PM			
	AM			
	PM			
	AM			
	PM			

NOTES

DATE	TIME		SYSTOLIC (TOP NUMBER)	DIASTOLIC (BOTTOM
	AM			
	PM			
	AM			
	PM			
	AM			
	PM			
	AM			
	PM			
	AM			
	PM			
	AM			
	PM			
	AM			
	PM			

NOTES

DATE	TIME		SYSTOLIC (TOP NUMBER)	DIASTOLIC (BOTTOM
	AM			
	PM			
	AM			
	PM			
	AM			
	PM			
	AM			
	PM			
	AM			
	PM			
	AM			
	PM			
	AM			
	PM			

NOTES

DATE	TIME	SYSTOLIC (TOP NUMBER)	DIASTOLIC (BOTTOM
	AM		
	PM		
	AM		
	PM		
	AM		
	PM		
	AM		
	PM		
	AM		
	PM		
	AM		
	PM		
	AM		
	PM		

NOTES

DATE	TIME		SYSTOLIC (TOP NUMBER)	DIASTOLIC (BOTTOM
	AM			
	PM			
	AM			
	PM			
	AM			
	PM			
	AM			
	PM			
	AM			
	PM			
	AM			
	PM			
	AM			
	PM			

NOTES

DATE	TIME		SYSTOLIC (TOP NUMBER)	DIASTOLIC (BOTTOM
		AM		
		PM		
		AM		
		PM		
		AM		
		PM		
		AM		
		PM		
		AM		
		PM		
		AM		
		PM		
		AM		
		PM		

NOTES

DATE	TIME		SYSTOLIC (TOP NUMBER)	DIASTOLIC (BOTTOM
		AM		
		PM		
		AM		
		PM		
		AM		
		PM		
		AM		
		PM		
		AM		
		PM		
		AM		
		PM		
		AM		
		PM		

NOTES

DATE	TIME	SYSTOLIC (TOP NUMBER)	DIASTOLIC (BOTTOM
	AM		
	PM		
	AM		
	PM		
	AM		
	PM		
	AM		
	PM		
	AM		
	PM		
	AM		
	PM		
	AM		
	PM		

NOTES

DATE	TIME		SYSTOLIC (TOP NUMBER)	DIASTOLIC (BOTTOM
	AM			
	PM			
	AM			
	PM			
	AM			
	PM			
	AM			
	PM			
	AM			
	PM			
	AM			
	PM			
	AM			
	PM			

NOTES

DATE	TIME		SYSTOLIC (TOP NUMBER)	DIASTOLIC (BOTTOM
		AM		
		PM		
		AM		
		PM		
		AM		
		PM		
		AM		
		PM		
		AM		
		PM		
		AM		
		PM		
		AM		
		PM		

NOTES

DATE	TIME	SYSTOLIC (TOP NUMBER)	DIASTOLIC (BOTTOM
	AM		
	PM		
	AM		
	PM		
	AM		
	PM		
	AM		
	PM		
	AM		
	PM		
	AM		
	PM		
	AM		
	PM		

NOTES

DATE	TIME		SYSTOLIC (TOP NUMBER)	DIASTOLIC (BOTTOM
		AM		
		PM		
		AM		
		PM		
		AM		
		PM		
		AM		
		PM		
		AM		
		PM		
		AM		
		PM		
		AM		
		PM		

NOTES

DATE	TIME		SYSTOLIC (TOP NUMBER)	DIASTOLIC (BOTTOM
		AM		
		PM		
		AM		
		PM		
		AM		
		PM		
		AM		
		PM		
		AM		
		PM		
		AM		
		PM		
		AM		
		PM		

NOTES

DATE	TIME	SYSTOLIC (TOP NUMBER)	DIASTOLIC (BOTTOM
	AM		
	PM		
	AM		
	PM		
	AM		
	PM		
	AM		
	PM		
	AM		
	PM		
	AM		
	PM		
	AM		
	PM		

NOTES

DATE	TIME		SYSTOLIC (TOP NUMBER)	DIASTOLIC (BOTTOM
		AM		
		PM		
		AM		
		PM		
		AM		
		PM		
		AM		
		PM		
		AM		
		PM		
		AM		
		PM		
		AM		
		PM		

NOTES

DATE	TIME		SYSTOLIC (TOP NUMBER)	DIASTOLIC (BOTTOM
		AM		
		PM		
		AM		
		PM		
		AM		
		PM		
		AM		
		PM		
		AM		
		PM		
		AM		
		PM		
		AM		
		PM		

NOTES

DATE	TIME	SYSTOLIC (TOP NUMBER)	DIASTOLIC (BOTTOM
	AM		
	PM		
	AM		
	PM		
	AM		
	PM		
	AM		
	PM		
	AM		
	PM		
	AM		
	PM		
	AM		
	PM		

NOTES

DATE	TIME	SYSTOLIC (TOP NUMBER)	DIASTOLIC (BOTTOM
	AM		
	PM		
	AM		
	PM		
	AM		
	PM		
	AM		
	PM		
	AM		
	PM		
	AM		
	PM		
	AM		
	PM		

NOTES

DATE	TIME	SYSTOLIC (TOP NUMBER)	DIASTOLIC (BOTTOM
	AM		
	PM		
	AM		
	PM		
	AM		
	PM		
	AM		
	PM		
	AM		
	PM		
	AM		
	PM		
	AM		
	PM		

NOTES

DATE	TIME		SYSTOLIC (TOP NUMBER)	DIASTOLIC (BOTTOM
		AM		
		PM		
		AM		
		PM		
		AM		
		PM		
		AM		
		PM		
		AM		
		PM		
		AM		
		PM		
		AM		
		PM		

NOTES

DATE	TIME		SYSTOLIC (TOP NUMBER)	DIASTOLIC (BOTTOM
		AM		
		PM		
		AM		
		PM		
		AM		
		PM		
		AM		
		PM		
		AM		
		PM		
		AM		
		PM		
		AM		
		PM		

NOTES

DATE	TIME	SYSTOLIC (TOP NUMBER)	DIASTOLIC (BOTTOM
	AM		
	PM		
	AM		
	PM		
	AM		
	PM		
	AM		
	PM		
	AM		
	PM		
	AM		
	PM		
	AM		
	PM		

NOTES

DATE	TIME	SYSTOLIC (TOP NUMBER)	DIASTOLIC (BOTTOM
	AM		
	PM		
	AM		
	PM		
	AM		
	PM		
	AM		
	PM		
	AM		
	PM		
	AM		
	PM		
	AM		
	PM		

NOTES

DATE	TIME		SYSTOLIC (TOP NUMBER)	DIASTOLIC (BOTTOM
		AM		
		PM		
		AM		
		PM		
		AM		
		PM		
		AM		
		PM		
		AM		
		PM		
		AM		
		PM		
		AM		
		PM		

NOTES

DATE	TIME	SYSTOLIC (TOP NUMBER)	DIASTOLIC (BOTTOM
	AM		
	PM		
	AM		
	PM		
	AM		
	PM		
	AM		
	PM		
	AM		
	PM		
	AM		
	PM		
	AM		
	PM		

NOTES

DATE	TIME		SYSTOLIC (TOP NUMBER)	DIASTOLIC (BOTTOM
		AM		
		PM		
		AM		
		PM		
		AM		
		PM		
		AM		
		PM		
		AM		
		PM		
		AM		
		PM		
		AM		
		PM		

NOTES

DATE	TIME		SYSTOLIC (TOP NUMBER)	DIASTOLIC (BOTTOM
		AM		
		PM		
		AM		
		PM		
		AM		
		PM		
		AM		
		PM		
		AM		
		PM		
		AM		
		PM		
		AM		
		PM		

NOTES

DATE	TIME	SYSTOLIC (TOP NUMBER)	DIASTOLIC (BOTTOM
	AM		
	PM		
	AM		
	PM		
	AM		
	PM		
	AM		
	PM		
	AM		
	PM		
	AM		
	PM		
	AM		
	PM		

NOTES

DATE	TIME	SYSTOLIC (TOP NUMBER)	DIASTOLIC (BOTTOM
	AM		
	PM		
	AM		
	PM		
	AM		
	PM		
	AM		
	PM		
	AM		
	PM		
	AM		
	PM		
	AM		
	PM		

NOTES

DATE	TIME	SYSTOLIC (TOP NUMBER)	DIASTOLIC (BOTTOM
	AM		
	PM		
	AM		
	PM		
	AM		
	PM		
	AM		
	PM		
	AM		
	PM		
	AM		
	PM		
	AM		
	PM		

NOTES

DATE	TIME		SYSTOLIC (TOP NUMBER)	DIASTOLIC (BOTTOM
		AM		
		PM		
		AM		
		PM		
		AM		
		PM		
		AM		
		PM		
		AM		
		PM		
		AM		
		PM		
		AM		
		PM		

NOTES

DATE	TIME		SYSTOLIC (TOP NUMBER)	DIASTOLIC (BOTTOM
	AM			
	PM			
	AM			
	PM			
	AM			
	PM			
	AM			
	PM			
	AM			
	PM			
	AM			
	PM			
	AM			
	PM			

NOTES

DATE	TIME	SYSTOLIC (TOP NUMBER)	DIASTOLIC (BOTTOM
	AM		
	PM		
	AM		
	PM		
	AM		
	PM		
	AM		
	PM		
	AM		
	PM		
	AM		
	PM		
	AM		
	PM		

NOTES

DATE	TIME	SYSTOLIC (TOP NUMBER)	DIASTOLIC (BOTTOM
	AM		
	PM		
	AM		
	PM		
	AM		
	PM		
	AM		
	PM		
	AM		
	PM		
	AM		
	PM		
	AM		
	PM		

NOTES

DATE	TIME		SYSTOLIC (TOP NUMBER)	DIASTOLIC (BOTTOM
	AM			
	PM			
	AM			
	PM			
	AM			
	PM			
	AM			
	PM			
	AM			
	PM			
	AM			
	PM			
	AM			
	PM			

NOTES

DATE	TIME	SYSTOLIC (TOP NUMBER)	DIASTOLIC (BOTTOM
	AM		
	PM		
	AM		
	PM		
	AM		
	PM		
	AM		
	PM		
	AM		
	PM		
	AM		
	PM		
	AM		
	PM		

NOTES

DATE	TIME		SYSTOLIC (TOP NUMBER)	DIASTOLIC (BOTTOM
		AM		
		PM		
		AM		
		PM		
		AM		
		PM		
		AM		
		PM		
		AM		
		PM		
		AM		
		PM		
		AM		
		PM		

NOTES

DATE	TIME		SYSTOLIC (TOP NUMBER)	DIASTOLIC (BOTTOM
		AM		
		PM		
		AM		
		PM		
		AM		
		PM		
		AM		
		PM		
		AM		
		PM		
		AM		
		PM		
		AM		
		PM		

NOTES

DATE	TIME	SYSTOLIC (TOP NUMBER)	DIASTOLIC (BOTTOM
	AM		
	PM		
	AM		
	PM		
	AM		
	PM		
	AM		
	PM		
	AM		
	PM		
	AM		
	PM		
	AM		
	PM		

NOTES

DATE	TIME	SYSTOLIC (TOP NUMBER)	DIASTOLIC (BOTTOM
	AM		
	PM		
	AM		
	PM		
	AM		
	PM		
	AM		
	PM		
	AM		
	PM		
	AM		
	PM		
	AM		
	PM		

NOTES

DATE	TIME	SYSTOLIC (TOP NUMBER)	DIASTOLIC (BOTTOM
	AM		
	PM		
	AM		
	PM		
	AM		
	PM		
	AM		
	PM		
	AM		
	PM		
	AM		
	PM		
	AM		
	PM		

NOTES

DATE	TIME		SYSTOLIC (TOP NUMBER)	DIASTOLIC (BOTTOM
		AM		
		PM		
		AM		
		PM		
		AM		
		PM		
		AM		
		PM		
		AM		
		PM		
		AM		
		PM		
		AM		
		PM		

NOTES

DATE	TIME		SYSTOLIC (TOP NUMBER)	DIASTOLIC (BOTTOM
		AM		
		PM		
		AM		
		PM		
		AM		
		PM		
		AM		
		PM		
		AM		
		PM		
		AM		
		PM		
		AM		
		PM		

NOTES

DATE	TIME		SYSTOLIC (TOP NUMBER)	DIASTOLIC (BOTTOM
		AM		
		PM		
		AM		
		PM		
		AM		
		PM		
		AM		
		PM		
		AM		
		PM		
		AM		
		PM		
		AM		
		PM		

NOTES

DATE	TIME	SYSTOLIC (TOP NUMBER)	DIASTOLIC (BOTTOM
	AM		
	PM		
	AM		
	PM		
	AM		
	PM		
	AM		
	PM		
	AM		
	PM		
	AM		
	PM		
	AM		
	PM		

NOTES

DATE	TIME	SYSTOLIC (TOP NUMBER)	DIASTOLIC (BOTTOM
	AM		
	PM		
	AM		
	PM		
	AM		
	PM		
	AM		
	PM		
	AM		
	PM		
	AM		
	PM		
	AM		
	PM		

NOTES

DATE	TIME	SYSTOLIC (TOP NUMBER)	DIASTOLIC (BOTTOM
	AM		
	PM		
	AM		
	PM		
	AM		
	PM		
	AM		
	PM		
	AM		
	PM		
	AM		
	PM		
	AM		
	PM		

NOTES